INSTITUT DE PUÉRICULTURE
de l'Hospice des Enfants-Assistés
74, Rue Denfert-Rochereau

Erreurs à éviter dans l'Alimentation

INFANTILE

Les divers laits qui conviennent aux nourrissons

PAR

M. le Dr G. VARIOT

Médecin de l'Hôpital des Enfants-Assistés
Chef des services de l'Institut de Puériculture
(fondé par la Ville de Paris et le Département de la Seine)
Président fondateur de la goutte de lait de Belleville
(reconnue d'utilité publique)

Conférence de réouverture des Cours
faite à l'Institut de Puériculture de l'Hospice des Enfants-Assistés
(Section de Vulgarisation), le 13 Novembre 1919

LIBRAIRIE OCTAVE DOIN

GASTON DOIN, ÉDITEUR
PARIS — 8, PLACE DE L'ODÉON, 8

1920

Erreurs à éviter dans l'alimentation

INFANTILE

LES DIVERS LAITS QUI CONVIENNENT AUX NOURRISSONS

MESDAMES, MESDEMOISELLES, MESSIEURS (1),

La paix victorieuse qui nous a imposé de si lourds et si douloureux sacrifices, ne peut nous faire oublier que la France a plus que jamais besoin de conserver les enfants qui viennent au monde et que notre natalité abaissée pendant toute la guerre commence seulement à se relever.

Il faut combler les vides immenses que la barbarie germanique a creusés parmi nos héroïques combattants, et la puériculture peut nous y aider, en nous apprenant à réduire la mortalité infantile qui est encore un élément important de notre dépopulation.

J'ai eu la satisfaction de voir cette année la Croix-Rouge

---

1. La Ville de Paris était représentée à cette conférence inaugurale par M. Lalou, conseiller municipal qui, dans une allocution émouvante, a rappelé les grands services rendus par l'enseignement de l'Institut de Puériculture, et a déclaré qu'il se ferait l'interprète du D' Variot, pour obtenir les crédits nécessaires à l'achèvement des crèches et des laboratoires de l'hospice. Dans l'assistance M. le D' Richardière, médecin de l'hôpital des Enfants-Malades, M. le D' Coyon, médecin des hôpitaux, M. le médecin inspecteur de l'armée Landriau, M. Barbizet, inspecteur principal des Enfants-Assistés, etc.

américaine adopter entièrement les idées que depuis bien longtemps je me suis efforcé de vulgariser pour la protection des enfants du premier âge. Elle a fait un don de 3oo.ooo dollars pour fonder une école de puériculture qui sera rattachée à la Faculté de Médecine de Paris et qui restera comme un témoignage durable de l'intérêt que nos généreux alliés d'outre-mer portent au relèvement de la France.

A ce sujet j'ai adressé à M. le Doyen de la Faculté de Médecine une lettre qui a été rendue publique et dont je vais vous citer les parties essentielles. Après avoir indiqué mes efforts ininterrompus pour défendre la vie des nourrissons, depuis la fondation de la « goutte de lait » de Belleville, en 1892, je m'exprimais ainsi :

Permettez-moi de vous rappeler que dès 1908, dans une conférence faite sous la présidence de Lucas-Championnière et en présence de plus de 200 médecins et étudiants, j'ai proposé la création d'un « Institut de puériculture » par la Ville de Paris dans mon service. Mon programme était l'enseignement de l'hygiène infantile à trois degrés : 1° aux mères, à la consultation de la « Goutte de lait »; 2° aux institutrices et aux dames, dans des conférences publiques; 3° aux médecins et aux étudiants, dans des cours techniques et dans nos laboratoires. Les lenteurs administratives ont retardé la réalisation de cette idée, qui fut enfin acceptée en 1911 par le conseil municipal de Paris et le conseil général de la Seine. Des crédits pour la fondation de l'Institut de puériculture furent votés sur la proposition de M. Henri Galli.

Depuis 1911, malgré certaines hostilités qui n'ont pu m'arrêter, l'Institut de puériculture n'a pas cessé de fonctionner avec un succès permanent. Seuls, les cours techniques ont été interrompus pendant la guerre, car tous les médecins étaient mobilisés aux armées : mais la distribution gratuite du lait et la consultation aux mères ont été très actives, et les conférences aux dames et aux jeunes filles ont eu lieu en présence de 100 à 150 auditrices.

Il est très honorable pour moi de penser que la Croix-Rouge américaine ait offert les moyens d'étendre et de perpétuer un enseignement dont j'avais pressenti toute la portée, avant la guerre, dans notre pays qui se dépeuplait.

Permettez-moi de vous rappeler encore que les conférences publiques d'hygiène infantile faites récemment dans les villes de province par les médecins américains ont été précédées chez nous par de grandes conférences populaires aux mères que j'avais organisées en 1906, dans les mairies et les préaux d'écoles, sous la présidence des conseillers municipaux de Paris.

Pendant toute la guerre, comme chef des services de l'Institut de puériculture fondé par la Ville de Paris, j'ai agi dans la mesure de mes forces pour assurer la distribution du lait, devenu rare, aux enfants pauvres; j'y ai été aidé par la presse, qui a toujours répondu à mon appel lorsque je réclamais la ration privilégiée des nourrissons et leur contrôle obligatoire au domicile de toutes les mères par des dames inspectrices du premier âge (1).

M. le Doyen de la Faculté qui préside le Conseil d'administration de la fondation Franco-Américaine m'a demandé d'y siéger comme membre.

Il est à espérer que ce centre nouveau d'enseignement de la Puériculture sera ouvert bientôt pour le plus grand bien des mères et des enfants.

Mais notre Institut de Puériculture de l'hospice des Enfants-Assistés, dont bien des mères et des jeunes filles ont appris le chemin, n'en continuera pas moins à fonctionner comme par le passé.

Je me propose même de compléter notre installation sommaire, de moderniser l'instrumentation de nos labo-

---

1. Voir le *Matin* et le *Temps*, 24 et 25 mai 1919.

ratoires et de perfectionner nos crèches qui servent à vos
exercices pratiques. Je demanderai donc cette année à la
municipalité d'importants crédits qui, j'ai tout lieu de le
croire, ne nous seront pas refusés. La Ville de Paris ne
voudra pas laisser inachevé cet Institut qu'elle a fondé
en 1911, à mon instigation, et qui a déjà servi de proto-
type à bien d'autres institutions plus ou moins semblables.
Le succès de notre enseignement démontre qu'il répon-
dait à un véritable besoin. Sans vouloir récriminer, il est
bien permis de constater qu'en retardant l'exécution des
plans initiaux, l'administration de l'Assistance publique
aura imposé une charge plus lourde à la Ville de Paris. Le
prix de revient des constructions a triplé depuis la guerre,
d'après l'évaluation de l'architecte.

Mais y a-t-il des dépenses plus urgentes que celles qui
contribueront à sauvegarder la vie si précieuse des nouveau-nés ?

Les malheureux enfants abandonnés par leurs parents
dans cet hospice ont tout à gagner à sa modernisation.

La mortalité infantile est grandement aggravée par
l'insalubrité des crèches. Nous l'avons bien vu pour la
pouponnière annexe de Châtillon-sous-Bagneux, dans
laquelle cette mortalité s'était élevée à 80 p. 100. On a enfin
reconnu que mes plaintes n'étaient que trop justifiées, et
l'administration, après une longue résistance, a décidé la
désaffectation de cet établissement meurtrier. Les nourrissons débiles qu'on y admettait sont maintenant reçus
dans une nourricerie provisoirement installée dans les
anciens bâtiments du lazaret. Déjà nous avons pu voir
les heureux effets de cette hospitalisation nouvelle dont

vous pourrez bénéficier, pour votre stage pratique.

Nous devons songer aussi à l'enseignement technique pour les médecins Français et étrangers.

Pour vulgariser nos méthodes progressives en hygiène infantile, il est indispensable que nous ayons à notre disposition des crèches hospitalières salubres qui puissent servir de modèles.

Il y a déjà plusieurs années que mon excellent collègue, le Docteur Triboulet, a fait un rapport à la Société de Pédiâtrie sur le fonctionnement déplorable des crèches dans nos hôpitaux d'enfants. A-t-on fait le nécessaire pour y remédier ? Comme je l'ai déjà dit ici, il n'y a pas besoin de grands efforts d'imagination et d'intelligence pour assainir les salles où sont soignés les bébés; il suffit d'y mettre le prix et, la Ville de Paris ne lésinera pas pour perfectionner des institutions d'un intérêt vital pour le pays.

Mais j'ai hâte d'aborder le sujet de cette conférence et de vous mettre en garde contre une erreur grave qui tend à se propager dans le public sur l'alimentation infantile. Bien souvent, soit à la goutte de lait, soit à la consultation de l'Institut de Puériculture, soit à l'hôpital du Perpétuel Secours, soit même dans mon cabinet, j'entends les mères me dire : « *Mon enfant ne supporte pas le lait* », parce qu'il vomit à chaque tétée, parce qu'il a la diarrhée, soit au sein, soit au biberon. De là à supprimer le lait il n'y a qu'un pas. Sur les conseils de la sage-femme ou même du médecin on recourt aux bouillons de légumes, à la farine lactée, aux farines de conserve aromatisées, au cacao, à la panade, etc. La conséquence habituelle de cette alimentation, je devrais dire de cette *dysalimenta-tion* mal adaptée à la capacité digestive du nourrisson c'est qu'il dépérit ; il a des déjections brunâtres ou même blanches, ou bien de la diarrhée fétide : l'amaigrissement est progressif, la croissance est entravée. C'est ainsi qu'on nous apporte souvent de pauvres petites victimes de ces pratiques dangereuses, dans un état lamentable, et qui pèsent à peine leur poids de naissance à quatre ou cinq mois.

C'est un principe fondamental en hygiène infantile, ne l'oubliez jamais, Mesdames et Mesdemoiselles, que le *lait*, à défaut du lait de femme, le lait de vache, est le seul aliment qui convienne au bébé jusqu'à sept ou huit mois, et qui puisse assurer son développement régulier. Les ferments digestifs du nouveau-né, élaborés par l'estomac et l'intestin, ne lui permettent pas de transformer, de chymifier l'amidon des farines et les autres substances nutritives qui entrent dans l'alimentation normale des adultes. Ce n'est pas pour rien que la nature a fait monter le lait dans les seins des mères après leur accouchement comme dans les mamelles des animaux, et lorsque la lactation des mères est malheureusement déficiente, le lait de vache, seul, est capable d'y suppléer, parce qu'il contient les mêmes substances que celles constituant le lait de femme, bien qu'en proportion différente, c'est-à-dire : la caséine, le lactose au sucre de lait, le beurre et les sels minéraux. Le lait est un aliment naturel, complet, absolument parfait et qui suffit à la nutrition et à l'accroissement du nourrisson. C'est donc bien à tort que les mères, dominées par des idées faussés, ou acceptant les conseils de personnes ignorantes, peuvent s'imaginer ou croire qu'elles parviendront à alimenter leurs enfants avec des mixtures ou des bouillies dont la composition est totalement différente du lait. Il n'est pas rare de rencontrer des nourrissons qui ont été condamnés pendant des semaines à n'absorber que des bouillons de légumes au lieu de lait, à la suite d'accidents gastro-intestinaux plus ou moins sérieux. Certains médecins, dans ces circonstances, proscrivent entièrement le lait plus longtemps qu'il ne conviendrait et les mères, suivant religieusement ces avis, par crainte de l'*entérite*, se bornent à administrer des décoctions de légumes ou de céréales, croyant ainsi alimenter sans danger leurs enfants. Il faut bien que je rappelle, à la décharge du corps médical, que l'enseignement régulier de l'hygiène infantile n'a jamais été organisé par la Faculté de Paris. Depuis 1911, notre Institut de Puériculture a été librement ouvert avant la guerre, mais les étudiants n'ayant pas le droit de choisir leurs maîtres dans les hôpitaux, étaient entassés dans les cliniques officielles et ne pouvaient suivre nos conférences de puériculture s'ils le désiraient.

Mais revenons à notre sujet.

La conséquence de ces erreurs c'est que le développement s'arrête brusquement, la dissociation de la croissance pondérale et staturale devient très marquée ; on voit même des nourrissons soumis à ce régime s'amaigrir tellement que leur aspect devient squelettique. Les combustions sont alors tellement ralenties que la température centrale du corps s'abaisse jusqu'à 35°5 au lieu de la normale 37 degrés.

Quoi d'étonnant à cela. J'ai fait faire jadis par M. Chevalier l'analyse chimique des substances nutritives contenues dans le bouillon de légumes le plus employé, celui qu'on obtient par la décoction des pommes de terre, des carottes, des navets : en voici le résultat :

Matières organiques..... 4 gr. 5o pour un litre
Matières azotées........., o gr. 7o
Sels minéraux.......... 7 gr. 8o

Ces quantités infimes de substances nutritives ne peuvent suffire à l'entretien de la vie. On conçoit donc sous peine que les enfants qu'on croit ainsi alimenter, sont au contraire, inanitiés. Bien plus on voit parfois survenir une enflure hydropique de la peau lorsque la privation de lait a été prolongée trop longtemps.

Je voudrais vous montrer maintenant que les accidents présentés par les nourrissons que l'on cherche à élever avec de la farine lactée, ne sont pas moins graves qu'avec les bouillons de légumes. Il y a six semaines environ une mère est venue me consulter avec un bébé de quatre mois qui vomissait dès la naissance ; elle avait vu déjà plusieurs médecins et le dernier lui avait dit : « votre enfant vomit parce qu'il ne supporte pas le lait, donnez-lui de la farine lactée, il poussera comme un champignon. »

Le résultat de ces conseils fut tel que cet enfant pesait 3 kgr. 95o à l'âge de quatre mois, alors que son poids de naissance était de 4 kilos : son accroissement avait donc été nul.

Je prescrivis une ration de 75 grammes de lait Lepelletier hypersucré qui a des propriétés antiémétiques, comme je vous le montrerai à la consultation de la goutte lait ; je fis couper ces 75 grammes de lait hypersucré de 25 grammes d'eau bouillie et je recommandai spécialement à la mère de faire absorber la ration complète, lentement avec une tétine à trous fins, sans se préoccuper si l'enfant vomissait ou non.

Après dix jours je le revis ; il avait pris 200 grammes de poids mais les vomissements persistaient. Je maintins la même ration malgré les observations de la mère qui aurait voulu la réduire. Après trois semaines l'accroissement total du poids était de 700 grammes et les vomissements semblaient diminuer.

En remontant à l'origine de ces vomissements si rebelles, j'appris que la mère avait essayé de nourrir au sein, mais qu'elle n'avait que très peu de lait. Puis elle avait tenté l'allaitement artificiel mais elle ne chargeait le biberon qu'avec des quantités infimes de lait.

Nous étions en présence de vomissements par hypo-alimentation, comme je les ai nommés, qu'on ne peut faire cesser qu'en donnant au nourrisson la ration qui lui convient normalement.

La farine lactée avait échoué dans ce cas comme dans bien d'autres. Il nous arrive souvent en effet de relever les méfaits de la farine lactée dans l'alimentation infantile. Ce produit qui est vanté comme le meilleur succédané du lait de femme par une publicité colossale, lorsqu'il est administré sans être dissous dans du lait, suivant les instructions inscrites sur les boîtes, engendre presqu'à coup sûr le rachitisme, non seulement dans les premiers mois mais aussi à l'époque du sevrage. Les femmes du peuple s'imaginent à tort que lorsqu'elles n'ont plus de lait dans les seins, leur enfant n'en a plus besoin et suivant leur expression, elles les mettent à la farine lactée : très rapidement chez des bébés qui étaient beaux tant qu'ils étaient au sein, après six semaines, deux mois de cette alimentation nouvelle, on voit apparaître des nouures aux extrémités des membres et si l'usage de la farine lactée est prolongé, l'incurvation des jambes se produit chez les enfants qui ont commencé de marcher.

Je ne crains pas d'affirmer après une longue expérience que la farine lactée est une mixture *rachitigène* et je regrette que ma voix ne soit pas plus puissante pour en signaler les dangers à toutes les mères.

Il est un autre aliment d'un usage encore plus répandu que la farine lactée et qui est non moins nuisible qu'elle chez les nourrissons, je veux parler de la panade qu'on obtient avec du pain bouilli dans de l'eau et bien-écrasé. Cet aliment grossier ne coûte presque rien et est d'autant plus employé que le lait est devenu plus rare et d'un prix très élevé. La plupart des éleveuses de la campagne, dont la rémunération est d'ailleurs insuffisante, par ce temps de vie chère, au lieu de donner du lait à leurs nourrissons les gavent trop souvent de panades. Aussi la mortalité infantile est considérable parmi tous ces petits malheureux séparés de leurs parents ; elle s'élève à 3o et même 4o pour 1oo dans les premiers mois. Tels sont les effets immédiats de la substitution trop habituelle de là panade du lait. Les nourrissons qui survivent à ce régime sont en général atrophiques, très retardés dans leur développement ; ils ont le ventre fort et les membres grêles ; souvent même ils sont rachitiques. C'est dans cet état qu'on nous les ramène de la campagne, ce qui montre bien l'insuffisance du contrôle médical édicté par la loi Roussel. D'ailleurs quelle sanction a-t-on contre une éleveuse qui soigne mal l'enfant qui lui a été confié ? Jamais je n'ai entendu dire qu'une seule d'entre elles ait été punie et combien cependant le mériteraient. Il ne se passera pas longtemps avant que je n'ai l'occasion de vous présenter quelques-uns de ces petits atrophiques qui ont été les victimes de l'incurie et de la cupidité des nourrices de la campagne.

Les résultats obtenus en alimentant, prématurément les bébés avec des bouillies farineuses, épaisses, au lieu de lait, ne sont guère meilleurs qu'avec la panade.

C'est un préjugé répandu parmi les éleveuses que les bouillies tiennent mieux à l'estomac que le lait.

En somme lorsqu'on passe en revue les effets désastreux produits chez les nourrissons par les aliments autres que le lait, on a peine à comprendre que les médecins puissent partager les idées fausses qui ont cours dans le public sur la nocivité du lait. Dans ces derniers temps on a été jusqu'à considérer le lait comme pouvant être toxique; jusqu'à parler d'accidents anaphylactiques avec le lait, soit de femme, soit de vache.

On a même proposé d'injecter sous la peau des bébés de petites quantités de lait qui agiraient comme contrepoison.

Voilà des méthodes bizarres qui nous viennent d'Outre-Rhin et que l'on est étonné de voir propager par les médecins Français. Nous n'avons cependant plus la mentalité des vaincus pour marcher encore à la remorque des Boches.

Comme on vantait les bons effets des injections sous-cutanées de lait pour arrêter les vomissements et la diarrhée, pour combattre la constipation, les troubles nerveux et même les cris des enfants pendant la nuit, j'ai cru devoir faire procéder dans mon service à quelques expériences, pour me rendre compte de la valeur de cette médication. Les injections qui ont été faites sur un certain nombre de nos nourrissons nous ont paru inefficaces ; mais par contre elles sont douloureuses et déterminent un mouvement de fièvre. Voilà une panacée allemande qui est digne de leur camelotte industrielle et en particulier de leurs tétines en simili-caoutchouc légalement interdites en France (1).

Mesdames et Mesdemoiselles toutes ces erreurs si préjudiciables aux nourrissons auraient pu être évitées, si au lieu de regarder superficiellement les choses, on eut approfondi les causes des vomissements et des autres troubles gastro-intestinaux qui surviennent si souvent au cours de l'allaitement.

Sauf des cas rares, dans lesquels existent des altérations organiques, et qui sont trop souvent au-dessus des ressources de notre art, on peut dire qu'ordinairement les enfants au sein vomissent parce qu'ils prennent trop ou trop peu. Lorsque la lactation est abondante, il arrive que le lait est ingéré trop vite et en quantité excessive ; l'estomac distendu et surchargé se débarrasse de son trop

1. C'est M. Weill (de Lyon), qui, à l'exemple de Finkelstein (de Berlin), a proposé d'injecter du lait sous la peau des nourrissons.

plein par une brusque contraction ; parfois aussi surviennent des déjections fréquentes et même de la diarrhée.

Tels sont les troubles habituels de la suralimentation dont la fréquence et la gravité ont d'ailleurs été singulièrement exagérées par les accoucheurs.

Pour éviter ces accidents ils ont conseillé de réduire la ration d'une manière excessive, ils sont tombés d'un excès dans l'autre et ont ainsi déterminé d'autres troubles plus sérieux : ceux de l'hypoalimentation.

Il faut que vous sachiez bien, Mesdames, qu'il est plus dangereux encore d'hypoalimenter un nourrisson que de le suralimenter et qu'il est plus commun de rencontrer des bébés au sein qui vomissent parce que leur ration est trop réduite, que parce qu'elle est surabondante.

Cette notion des vomissements par hypoalimentation paraît paradoxale au premier abord, je l'ai cependant établie par une foule d'observations concordantes en pesant les petits vomisseurs avant et après leurs tétées ; si le poids du lait qu'ils ont ingéré est inférieur à celui qui conviendrait à leur âge, on peut être certain qu'ils ne sont pas suralimentés.

Tous les médecins qui ont bien voulu faire ce contrôle par la balance sont arrivés aux mêmes conclusions que moi.

Cependant il est encore très commun de voir confondre les vomissements de l'hypoalimentation avec ceux de la suralimentation. Les conséquences de cette confusion sont des plus fâcheuses puisqu'on pense à diminuer la ration alors qu'il y aurait lieu de l'augmenter. Plus on hypolimente le nourrisson plus les vomissements se rapprochent.

L'estomac est très irritable dans les premiers mois ; il se contracte spasmodiquement, lorsqu'il reçoit une quantité trop faible de lait et il expulse tout ou partie de son contenu, comme lorsqu'il est surchargé.

Dans ces circonstances est-il juste de dire que les enfants ne supportent pas le lait de leur mère ? S'ils sont un peu trop gloutons il suffira de ne faire prendre qu'un seul sein et de bien intervaller les tétées pour faire cesser les vomissements et la diarrhée dus à la suralimentation dont les effets ne sont jamais bien graves, je le répète.

Inversement, si les tétées sont insuffisantes d'un seul côté, on donnera les deux seins coup sur coup et on verra disparaître l'intolérance gastrique fréquemment due à l'unilatéralité des tétées. D'autres fois la quantité de lait ingérée aux deux seins est encore trop faible et les vomissements persistent : il faudra compléter alors la tétée au biberon pour parfaire la ration en rapport avec l'âge ou mieux encore avec la taille du nourrisson.

Il est commun dans ces circonstances de voir les vomissements s'arrêter entièrement lorsque la quantité de lait ingérée est double de ce qu'elle était lorsque l'estomac était intolérant ; preuve évidente que les troubles étaient bien causés par l'hypoalimentation. On peut dire qu'il est exceptionnel que les bébés ne puissent pas utiliser le lait de leur mère ou le rejettent avec persistance ou dépérissent, après qu'on a bien réglé la ration quantitative. On ne devra donc admettre que le lait des mères est défectueux, comme qualité, qu'après qu'on se sera assuré par des pesées multiples que sa quantité est suffisante.

Des troubles rares dans la sécrétion lactée surviennent.

surtout chef les femmes de santé délicate, chez celles qui
ont eu des chagrins ou de grands chocs nerveux, comme
on l'a vu surtout pendant la guerre. Il arrive aussi parfois
que la sécrétion de la glande mammaire soit subitement
supprimée. Dans les deux cas on est obligé de sevrer l'enfant du sein et de chercher un lait de vache qui lui convienne.

S'il s'agit d'un nouveau-né, il s'accommodera bien du
lait Lepelletier qui, ayant été surchauffé à 108 degrés et
homogénéisé, a subi une modification profonde qui le rend
plus aisément digestible.

On peut recourir aussi au lait surchauffé simplement à
108 degrés et au lait frais de bonne qualité stérilisé dans
un appareil, ou au lait condensé de bonne marque, délayé
en quantité convenable dans de l'eau bouillie. Il est rare
que l'enfant incapable de digérer le lait de femme, de
composition anormale, ne parvienne pas à utiliser l'un ou
l'autre de ces laits ; la tolérance de l'estomac se rétablit
assez vite et les déjections se régularisent. Donc, même
dans ces circonstances, il ne serait pas exact de dire que
l'enfant « ne supportait pas le lait », c'est-à-dire ne supportait aucun lait ; puisqu'il assimile bien le lait de vache
convenablement modifié, au lieu du lait de sa mère qui
était défectueux.

Au cours de l'allaitement artificiel, si l'on envisage les
troubles digestifs qui surgissent, on retrouve les mêmes
facteurs que pour l'allaitement au sein. Les nourrissons
au biberon peuvent être aussi hypoalimentés ou suralimentés et dans les deux cas ils sont sujets aux vomissements et à la diarrhée.

Les troubles imputables à la suralimentation avec le biberon sont plus redoutables que lorsque les enfants absorbent le lait de leur mère qu'ils peuvent régurgiter lorsqu'ils sont trop voraces.

Le lait de vache n'est pas aussi bien adapté aux fonctions digestives du nourrisson que le bon lait de femme et, lorsque le biberon aura été surchargé, on verra survenir des vomissements rebelles et de la diarrhée: D'ailleurs il est toujours difficile de faire la part qui revient à l'excès de la quantité de lait ingérée, ou bien à la mauvaise qualité du lait ; je reviendrai plus loin sur ce sujet.

Pour éviter les accidents de la suralimentation, on devra faire comprendre aux mères ou aux éleveuses qu'elles ne doivent pas forcer la ration, qu'elles ne rempliront pas la bouteille pour un nouveau-né, comme pour un bébé de cinq à six mois. Les trous de la tétine étant souvent trop larges, le lait est dégluti bien plus vite qu'au sein et l'enfant n'a pas la sensation d'être repu, alors qu'il a pris une ration suffisante. Lorsque l'estomac est devenu intolérant, il devient parfois difficile d'apaiser les vomissements même en revenant à une ration normale. En donnant avant les prises de lait une cuillerée à café de la solution à 5 o/o de citrate de soude, que j'ai recommandée, on diminue les contractions spasmodiques de l'estomac et on facilite la digestion. Le citrate de soude, pour le dire en passant, n'est pas un médicament à proprement parler, il préexiste dans les principes constituant le lait ; en ajoutant une petite quantité de citrate au lait, on ne fait que renforcer une des substances qu'il contient déjà.

Voyons maintenant les troubles déterminés par l'hypoalimentation du biberon. Là encore nous observons des
vomissements et des déjections anormales qui font penser
à l'entérite.

Trop souvent on confond ces accidents avec ceux de la
suralimentation. Au lieu d'augmenter la ration, comme il
conviendrait de le faire, on la réduit : on arrive à ne
donner que 25 à 3o grammes de lait coupé d'eau par
moitié à des nourrissons qui auraient besoin d'en prendre
8o à 100 grammes. Les spasmes de l'estomac s'exaspèrent,
D'autant plus que la ration est plus faible. L'enfant ne
garde presque plus rien, les déjections deviennent rares,
car le lait ne passe dans l'intestin qu'en trop faible
quantité.

Le nourrisson inanitié pousse des cris nuit et jour, il
s'enfonce les doigts et même le poing dans la bouche, il
perd du poids de jour en jour et arrive à un état squelettique. Tout le mal vient de ce que l'on croit, en réduisant
de plus en plus la ration, parvenir à rétablir la tolérance
gastrique.

On ne diminuera les accidents qu'en redonnant à
l'enfant la ration de lait proportionnée à son âge ou à sa
taille. Les vomissements ne disparaîtront pas du jour
au lendemain ; ils se prolongeront même parfois des
semaines, mais l'essentiel est qu'une quantité de lait suffisante soit conservée pour les besoins de la nutrition. Si
la balance montre que le poids du nourrisson augmente,
on ne devra pas se préoccuper outre mesure des vomissements. Je me suis formé cette opinion que peu importe

qu'un nourrisson reste un vomisseur plus ou moins longtemps, pourvu qu'il s'accroisse et se développe.

En somme la fréquence des accidents dus à l'hypoalimentation est, d'après mon expérience déjà longue, bien
plus grande que ceux qui relèvent de la suralimentation.
Peut-être la rareté du lait plus grande depuis la guerre,
son prix élevé interviennent-ils pour faire réduire la
ration plus qu'on ne faisait autrefois ? Les éleveuses
coupent souvent le lait avec moitié d'eau et plus et quel
lait ? qui a déjà été mouillé par un commerçant plus ou
moins scrupuleux.

Dans ces conditions les mères qui ignorent toutes ces
choses sont excusables de penser que « leur enfant ne
supporte pas le lait », puisque même quand il est coupé
d'eau par moitié, il est rejeté. Le mouillage du lait est une
fraude très redoutable, car on ne s'en aperçoit pas à l'œil ;
elle ne peut être décelée que par l'analyse chimique et
par le dosage du beurre.

Il est d'autres altérations du lait communes pendant
les chaleurs de l'été et qui le rendent encore plus nui-
sibles ; je vous les exposerai avec détails au cours de ces
conférences, mais dès aujourd'hui je puis bien vous dire
que les fermentations microbiennes du lait et l'addition
de conservatifs lui confèrent une véritable toxicité et que
les réactions gastro-intestinales peuvent être fort graves.
On les évitera presque à coup sûr en maniant les bons laits
stérilisés industriellement à 108 degrés qui sont infer-
mentescibles et infraudables.

C'est une illusion répandue en France aussi bien qu'à
l'étranger de croire que le lait de vache *cru nature*,

comme on dit vulgairement, serait le meilleur pour élever les bébés et qu'il perdrait une partie de sa valeur
nutritive lorsqu'il est soumis à l'ébullition ou à la stérili-
sation.

Par des expériences multiples et prolongées faites avec
M. Lavialle et M. Monod sur un bon nombre de nourrissons j'ai acquis la certitude que le lait cru, pur, même
d'excellente qualité tout à fait aseptique, n'ayant par
suite subi aucune fermentation microbienne, n'est pas
bien utilisé physiologiquement pendant les quatre où
cinq premiers mois de la vie. Quoi d'étonnant à cela ?
C'est pour les veaux que le lait est secrété dans les
mamelles des vaches; mais il ne peut être absorbé tel
quel par les bébés.

A l'état *pur*, le lait cru est trop lourd; il est indigeste;
les nourrissons qui le consomment ont des déjections gru-
meleuses, liquides, fétides, ils dépérissent. Si on coupe le
lait cru avec de l'eau bouillie, et surtout si on le sucre
comme d'habitude, l'assimilation devient meilleure. Cependant les résultats sont bien moins satisfaisants qu'avec le
lait de vache stérilisé et surtout avec les laits de vache
stérilisés à l'autoclave à 108 degrés ou avec les laits surchauffés et homogénéisés qui nous sont fournis par nos
usines de Normandie. Dans ces conditions la caséine est
modifiée favorablement par la surchauffe et est plus aisément attaquée par les sucs digestifs que lorsqu'elle est
crue.

D'autre part, la fixation du lait avec la machine de Gau-
lin, l'homogénéisation qui détruit les globules butyreux et
et les émulsionne en fins granules animés du mouvement

Brownien facilite l'absorption des graisses par la muqueuse intestinale.

Nous sommes loin, vous le voyez, du lait cru nature. C'est aux laits surchauffés et homogénéisés industriellement qu'il faudra donner la préférence pour l'élevage artificiel des nouveau-nés dont le tube digestif est encore bien délicat.

Ces laits devront être coupés d'un tiers ou d'un quart d'eau les premiers mois et additionnés de sucre. Le saccharose, c'est-à-dire le sucre ordinaire est nécessaire pour activer l'assimilation du lait de vache.

Au cas où l'on aurait à sa disposition du bon lait frais, ce qui est bien rare à Paris, on devrait le faire bouillir trois quarts d'heure au bain-marie dans un appareil stérilisateur.

A défaut de ces laits naturels stérilisés qui se font de plus en plus rares, et la crise actuelle ne semble pas prêt de finir, on pourra recourir au lait condensé sucré de bonne marque.

Le lait condensé *Gallia* nous a rendu les plus grands services pendant la guerre à la Goutte de lait de Belleville, comme à l'Institut de Puériculture. Des milliers de nourrissons ont pu être alimentés avec ce lait condensé, alors que le lait naturel manquait presque entièrement. Les marques étrangères de lait condensé ne peuvent être recommandées indistinctement; on s'adressera de préférence aux laits condensés sucrés dont la conservation et la valeur nutritive m'ont paru plus satisfaisantes. On reconstitue un lait bien utilisé par les nourrissons en délayant une boîte de lait condensé *Gallia* de 3oo grammes dans

1.200 grammes d'eau bouillie; on obtient ainsi un litre et demi de bon lait.

Ce lait est hypersucré à 10 pour 100, mais ce fort sucrage est plutôt avantageux chez les nourrissons vomisseurs qui ont été hypoalimentés.

Le sucre a une action antiémétique et sédative sur l'estomac. Le lait Lepelletier hypersucré est en même temps surchauffé et homogénéisé.

Il a été fabriqué d'après nos indications précises, et nous a donné d'excellents résultats chez des nourrissons hypoalimentés atteints d'hypotrophie grave. Ce lait a une grande valeur énergétique, il doit être coupé au début de moitié d'eau bouillie.

On a vanté pour l'élevage des nourrissons le lait desséché, réduit en poudre : il est écrémé, privé d'une bonne partie de son beurre.

Avant la guerre j'ai entrepris une série d'expériences avec la poudre de lait préparée par le procédé Hattmaker à la nourricerie Parrot et à la crèche Pasteur.

Ces essais n'ont pas été heureux ; les vomissements, la diarrhée fétide avec stagnation ou perte de poids étaient habituels ; bien plus les bébés étaient lents à se remettre de ces troubles gastro-intestinaux après la suppression du lait en poudre et son remplacement par nos laits stérilisés industriels. Je déconseille formellement l'emploi de ce lait dans l'élevage artificiel.

Il me reste à vous citer en terminant deux laits naturels qui ont été considérés à tort comme ayant une valeur nutritive égale à celle du lait de vache; je veux parler du lait de chèvre et du lait d'ânesse. Mesdames et Mesdemoiselles, dans ma longue carrière je n'ai jamais vu un beau bébé nourri au lait de chèvre. Lorsqu'on en prolonge l'usage on produit presque à coup sûr l'atrophie et le rachitisme.

Il y a quelques années, nous avons encore tenté des expériences avec ce lait sur quelques nourrissons de l'hospice. Deux belles chèvres, bien nourries, vivant au grand air dans notre annexe de Châtillon, nous fournissaient un lait trait aseptiquement. Tous nos résultats furent franchement défavorables avec ce lait cru ou stérilisé, pur ou coupé, et même additionné de citrate de soude, dans l'espoir de rendre le caillot de la caséine plus diffluent. Nous avons dû arrêter nos essais, qui auraient pu avoir des conséquences funestes. Avant nous, Tarnier et Parrot avaient eu des échecs dans les mêmes conditions. Beaucoup de bonnes femmes de la campagne s'imaginent encore que le lait de chèvre est fortifiant pour les bébés.

C'est un préjugé auquel il faut renoncer, on ne devra employer ce lait que dans le deuxième âge.

Le lait d'ânesse se rapproche par sa composition du lait de la femme, mais il est moins riche en beurre ; c'est un lait faible. A ce titre, il peut convenir temporairement à de petits nouveau-nés débiles surtout, quand on ne peut se procurer une nourrice. Mais le prix de ce lait est exorbitant et ne permet guère d'en prolonger l'usage, sauf dans un but thérapeutique. Il est bien préférable alors de recourir à la nourrice sur lieu. On ne voit jamais de nourrisson qui ait été élevé entièrement au lait d'ânesse, bien que l'Académie de Médecine, dans les instructions qu'elle a élaborées, le recommande au même titre que le lait de vache.

Permettez-moi, Mesdames et Messieurs, de tirer quelques conclusions générales de cet exposé qui vous a paru peut-être un peu long et compliqué.

En somme, nous avons tout une gamme de laits utilisables dans l'élevage artificiel.

Avant qu'une mère soit en droit de dire : « Mon enfant ne supporte pas le lait », il faudrait avoir la certitude qu'il est incapable d'assimiler aucun des laits que je vous ai énumérés et qui sont préparés spécialement pour les nouveau-nés.

Or, la plupart des mères ignorant nos ressources nouvelles en hygiène infantile, ne pensent même pas à recourir à ces divers laits : elles renoncent à l'alimentation lactée et elles aggravent l'état de leurs enfants en leur faisant ingérer des substances que le tube digestif est incapable de chymifier.

Lorsque les bébés sont au sein, il faut d'abord être certain que la ration quantitative est bien réglée avant d'incriminer l'intolérance gastrique pour le lait. Il en est de même pour les enfants au biberon trop souvent hypoalimentés ou suralimentés. Pour ces derniers, il reste toujours une dernière cartouche à brûler avant d'abandonner la lutte, c'est celle du lait de femme.

Plusieurs fois j'ai rencontré de petits vomisseurs au biberon, qui, depuis des mois, utilisaient mal nos laits modifiés et qui restaient en stagnation de poids.

En les mettant au sein d'une bonne nourrice je suis

parvenu, après un temps variable, à supprimer les vomissements et à régulariser l'accroissement.

Ces enfants ne supportaient pas les divers laits de
vache, mais ils se trouvaient bien du lait de femme, ce
qui est naturel après tout.

Tant il est vrai qu'on trouve toujours un lait qui convienne à un nourrisson, quand on prend la peine de le
chercher.

IMP. JOUVE ET Cⁱᵉ, 15, RUE RACINE, PARIS. — 4366-19